Practical Manual of
Ultrasound Guided Intramuscular Injection

超声引导下
肌肉注射实用手册

芦海涛 崔利华 主编

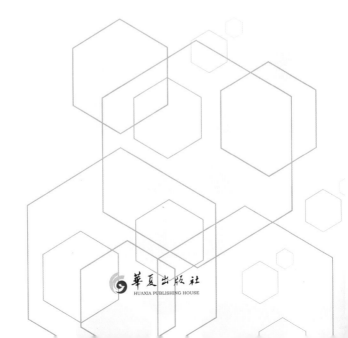

华夏出版社
HUAXIA PUBLISHING HOUSE

序
preface

  随着临床医学的快速发展，精准康复成为康复医学发展的新趋势。超声引导下的介入治疗在康复医学、疼痛医学领域的应用日益发展。随着肉毒毒素注射在临床当中的广泛应用以及精准康复的需求，超声引导下肌肉注射技术也越来越受到临床医生的关注，并且成为大家争相学习的课程。崔利华和芦海涛两位大夫作为康复医学科的医生，也积极开展了超声引导下注射技术，她们在学习过程中，遇到过一些问题，经历了一些曲折，也走了一些弯路。她们发现在临床操作时需要一本简便易查的参考书，可以快速查看目标肌肉的解剖以及在超声下的定位图像，并可以随身携带便于查看和学习。所以，她们从初学者的视角和思维编写了这本手册。该手册图像简单，标注醒目，查找方便，手册还涉及常见肢体痉挛累及的肌肉，以及肉毒毒素注射的参考剂量。除了这些文字和图片，她们还和专业团队，录制了部分肌肉探查的视频。相信这些视频更有利于初学者学习超声设备的使用及肌肉的辨识技术。

随着康复医学的发展，对临床和康复医师技能的要求会越来越高，愿每一位医生都能掌握更多的技能，更好地服务患者。

张　皓

2020 年 4 月

前言
foreword

近几年来，康复医学发展迅速，业务覆盖范围愈发广泛，各种手法和技术操作在不断推陈出新的同时，对精确诊断、精准治疗的追求也越来越高。超声引导下肌肉注射技术就是这几年在康复医学科兴起的一种操作技术，每年相关的学习班不少，学习者人数众多，但是能学习后很快开展的并不多。在工作中能够随时拿来参考的用书也很少，有些书体积较大不便携带，有些书描述过细，初学者学习困难。所以，我们根据自己学习的经验，编写了一本手册，内容浅显易懂，用图标识清晰、重点突出，还录制了部分操作视频，便于学习操作。

手册包括三部分。第一部分超声基础知识，介绍了超声诊疗中常用的一些术语和概念。第二部分超声下肌肉定位，介绍了常用肌肉的解剖、体表定位和超声影像中的位置。根据临床应用分类惯例，采取了颈部肌肉按照位置排序，肢体肌肉按照功能排序的方式。第三部分介绍了常见肌张力障碍及痉挛模式，以及肉毒毒素注射的参考剂量。希望所有内容都能够让使用者感到简便实用。

在撰写过程中，感谢北京博爱医院神经康复科张皓主任的支持，协调相关部门，使编写工作能够顺利进行。这里还特别感谢上海恒馨医疗器械有限公司为我们的图片拍摄和视频录制提供了大力帮助，也感谢上海桥媒信息科技有限公司（3Dbody）提供的图片。最后，我们一并感谢工作中给予帮助的所有人员。

目录
contents

一 超声基础知识

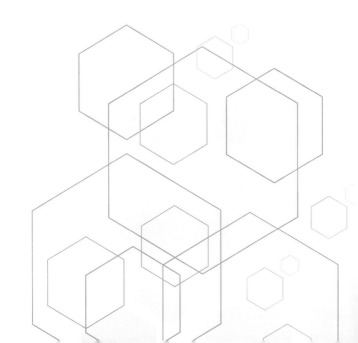

近几年超声技术已经有了巨大进步。超声设备可提供实时影像，为侵入性操作提供影像指导。超声波不会对组织产生副作用，与大型设备相比，更便携而且费用更低廉，还可反复检查，逐渐成为临床各科室侵入性操作的首选检测手段。

（一）超声成像原理

超声影像是由转换器（超声探头）发射出的人耳不能听到的高频声束（声波频率 >20kHz）发射到人体组织，经过不同组织反射、散射并经过处理后形成。超声转换器发出一个短脉冲声波，形成声束，在进入组织的过程中声波遇到不同类型的组织和结构，一部分声能被散射掉了，一部分被反射回换能器变成电信号，再经超声设备处理后形成图像，以反映人体某一解剖断面的信息。

超声设备包括处理系统、显示器和换能器。其中换能器最为重要，其频率决定可穿透组织的深度和图像分辨率。线阵换能器频率在 6.5~13MHz

之间，适宜观察深度为 0~8cm，适用于浅表结构检查，如浅表肌肉、关节和腺体；凸阵换能器频率在 2~5MHz 之间，适宜观察较深部组织，如盆腔、髋部深部肌肉，也可用于肥胖或肌肉特别发达的患者。肌骨超声，即通过高频超声探头对人体肌肉、软组织及骨骼等组织病变进行超声检查的方法。肌骨超声一般选用 B 模式超声扫描，即灰度模式，屏幕图像的亮度反映回波信号的强度。

（二）常用参数调节

深度：调整观察区使得目标结构处于最佳位置，但换能器频率最终决定观察深度。

增益：即调整对回声的缩放而改变影像的整体亮度，优化关注区的信号强度。增益过大则影像过亮／回声过强，反之亦然。适当的增益要求合理地体现不同组织回声的亮暗。

频率：转换器频率越高，分辨率越高，穿透力越差；频率越低，穿透力越好。

聚焦区：声波束进入机体后先逐渐变窄至最

窄处，再逐渐变宽并进一步向深部穿行。此最窄处即为聚焦区，是空间分辨力最高之处。通过选择聚焦区位置优化关注区成像。

帧频：即每秒成像的帧数，帧频越高，时间分辨率越高。穿刺过程中，大于 20 帧 / 秒的动态影像质量好。扫描深度和聚焦区数量可影响帧频。

（三）超声检查常用术语

不同组织发射回声的强度是由其结构和它与周围组织的相对声学特性决定的，可将目标结构图像的灰阶五等分。分别为：

① 强回声　气体、骨骼、钙化灶、结石；

② 高回声　结缔组织，如脏器、肌肉包膜；

③ 等回声　正常实质脏器；

④ 低回声　肌肉等含纤维物质；

⑤ 无回声　各种囊肿、胸水、腹水、血管管腔等。

声影：超声遇到结石、钙化灶、骨骼等密度大的介质时，声束被完全反射回去，其深层呈现无回声区。

（四）超声伪像及控制方法

伪像即超声图像中显示出的任何非解剖组织结构的图像，是超声物理特性所致。

各向异性：组织的回声因其与声束角度的不同而变化，与声束不垂直的部分表现为低回声，容易被认为是病变情况。改变探头角度和位置（即声束方向）或涂抹足量耦合剂有助于纠正各向异性。

混响伪像：俗称"多次反射"——靠近探头的高反射性界面与探头表面之间来回反射直至完全衰减，其后方伴有边界较模糊的声影。

镜面伪像：声束遇到高反射界面（如膈胸膜、含气肺界面）时，声波在该界面返回至探头，从而产生伪像。胸腔积液时，伪像消失。

折射伪像：检测球形结构时，因超声照射到球体边缘，因折射原因导致部分区域失照射而没有回声。

部分容积效应：表现为本该无回声的部位出现高回声，常见于充满液体的结构中，可通过在目标结构上聚焦声束来纠正。

（五）超声探头操作手法

探查肌肉骨骼系统选择高频线阵探头，握法为握笔式，手的相应部位在组织上固定。可通过探头上的标志点来辨别图像方向。根据探头与目标结构的位置关系分为长轴（纵向的）：探头平行于目标结构的正常解剖位置（如图1-1）；短轴（横向的）：探头垂直于目标结构（如图1-2）。

（六）超声图像识别

肌肉、筋膜：低回声，可见高回声筋膜，肌肉可见肌纤维排列或羽状。

神经：低或无回声，无血流信号，可成筛网状。

血管：无回声，有血流信号。

动脉：不能压扁，有搏动。

静脉：可被压扁，无搏动。

腺体：均匀高回声。

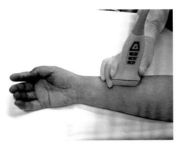

图 1-1 执握探头的正确方法

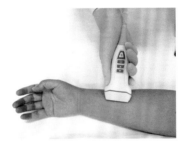

图 1-2 执握探头的错误方法

（七）超声引导下注射技术

超声引导下注射能够使医生更准确地识别目标结构，精准注射。准确性要求操作者掌握相关解剖知识及探头与注射器的配合方法。

1.超声引导下注射的一般操作流程如下：

① 了解患者病史及体检情况;

② 获得知情同意书;

③ 摆放相对舒适并适于注射的体位,超声设备置于与操作者前方同一视线水平;

④ 进行初步扫查并确定注射方法,选择合适的注射针;

⑤ 确定进针位置后在皮肤上进行标记;

⑥ 铺无菌巾、戴无菌手套及局部消毒;

⑦ 抽吸药物;

⑧ 探头准备,可贴一次性无菌帖,如探头一定会接触注射部位则使用无菌耦合剂;

⑨ 连接注射器与注射针,在探头下方进针。

2. 进针方式根据注射针与探头之间的关系分为两种:

① 平面内穿刺　穿刺针与超声声束在同一平面内(如图 1-3),可全程显示穿刺针全程,显示为线状强回声影(如图 1-4),穿刺路径长;

② 平面外穿刺　穿刺针与超声声束不在同一平面内(如图 1-5),无法显示穿刺针全程,只

显示一个点状强回声（如图 1-6），穿刺路径短。

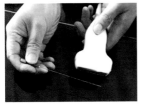

图 1-3 平面内穿刺示例

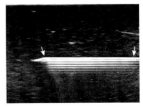

图 1-4 平面内穿刺超声影像

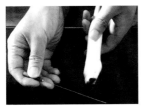

图 1-5 平面外穿刺示例

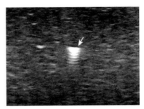

图 1-6 平面外穿刺超声影像

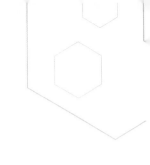

二 超声下肌肉定位

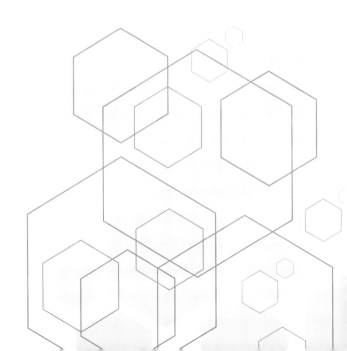

（一）颈部

颈前区

1. 胸锁乳突肌（sternocleidomastoid）（图 2-1~3）

起点：胸骨柄前面和锁骨的胸骨端。

止点：颞骨的乳突及上项线外侧。

神经支配：由副神经支配。

作用：单侧收缩使头向同侧侧屈，脸转向对侧；两侧收缩可使头后仰。

探头位置：锁骨的胸骨段至乳突连线的中点。

注射方法：25~100U，分 2~5 个点注射。

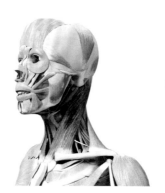

胸锁乳突肌
探查视频

图 2-1 胸锁乳突肌

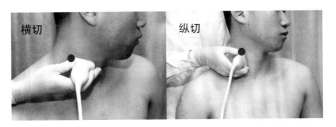

图 2-2 胸锁乳突肌探头定位

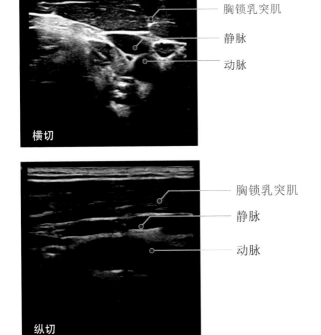

图 2-3 胸锁乳突肌超声影像

颈侧区

2. 斜角肌（scalenus）（图 2-4~6）

起点：每侧分别有前、中、后斜角肌，均起自颈椎横突。

止点：前、中斜角肌止于第 1 肋，后斜角肌止于第 2 肋。

神经支配：颈神经前支。

作用：一侧收缩，使颈侧屈；两侧前、中三角肌同时收缩使头前屈。

探头位置：锁骨上窝中外上 2~3cm，第 7 颈椎 / 第 1 胸椎（C7/T1）水平颈侧区前方。

注射方法：20~50U，分 2~4 个点注射。

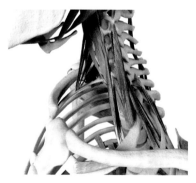

图 2-4 斜角肌

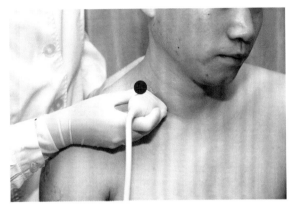

图 2-5 斜角肌探头定位

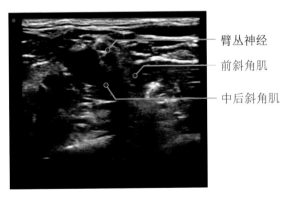

臂丛神经

前斜角肌

中后斜角肌

图 2-6 斜角肌超声影像

颈后区

3. 肩胛提肌（levator scapulae）（图 2-7~9）

起点：第 1~4 颈椎的横突。

止点：肩胛角的上角。

神经支配：肩胛背神经。

作用：上提和内旋肩胛骨；固定肩胛骨，可使颈部向同侧倾斜。

探头位置：肩胛骨上角内侧。

注射方法：25~100U，分 2~3 个点注射。

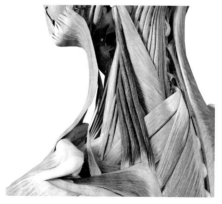

图 2-7 肩胛提肌

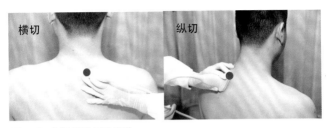

图 2-8 肩胛提肌探头定位

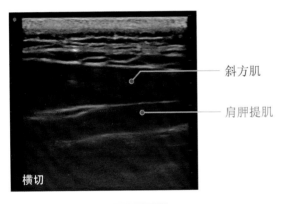

斜方肌

肩胛提肌

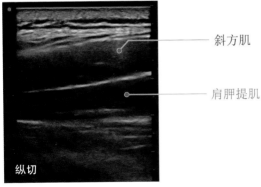

斜方肌

肩胛提肌

图 2-9 肩胛提肌超声影像

4. 斜方肌（trapezius）（图 2-10~12）

起点：枕外隆凸、项韧带、第 7 颈椎和全部胸椎的棘突。

止点：锁骨外侧 1/3、肩峰和肩胛冈。

神经支配：由副神经支配。

作用：一侧肌肉收缩使头颈向对侧转动，并向同侧倾斜；两侧同时收缩使头后仰。上部肌束可上提肩胛骨，下部肌束可使肩胛骨下降。

探头位置：颈肩部。

注射方法：25~100U，分 3~5 个点注射。

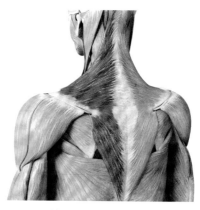

图 2-10 斜方肌

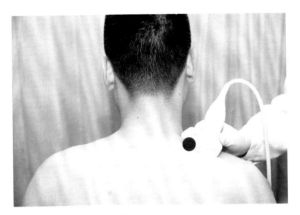

图 2-11 斜方肌探头定位

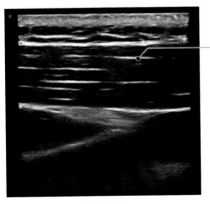

斜方肌

图 2-12 斜方肌超声影像

5. 头半棘肌（semispinalis capitis）（图 2-13~15）

起点：第 7 颈椎～第 6 胸椎横突和第 4~6 颈椎关节突。

止点：枕骨上下项线间的骨面。

神经支配：脊神经。

作用：一侧收缩使头转向对侧；两侧收缩使头后仰。

探头位置：颈后第六颈椎（C6）椎体旁。

注射方法：25~50U，分 2~3 个点注射。

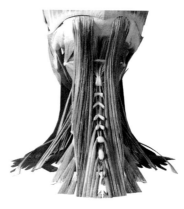

图 2-13 头半棘肌

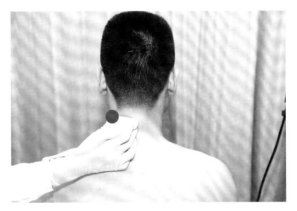

图 2-14 头半棘肌探头定位

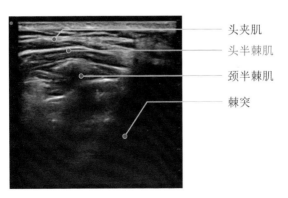

图 2-15 头半棘肌超声影像

头夹肌

头半棘肌

颈半棘肌

棘突

6. 颈半棘肌（semispinalis cervicis）

（图 2-16~18）

起点：第 1~6 胸椎横突。

止点：第 2~5 颈椎。

神经支配：脊神经。

作用：一侧收缩使头转向对侧；两侧收缩使头后仰。

探头位置：颈后 C6 椎体旁。

注射方法：10~25U，分 1~2 个点注射。

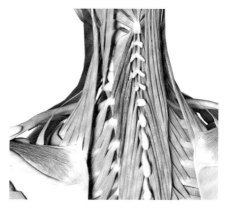

图 2-16 颈半棘肌

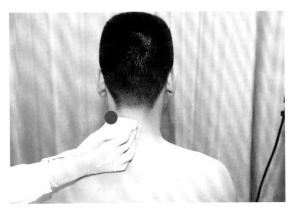

图 2-17 颈半棘肌探头定位

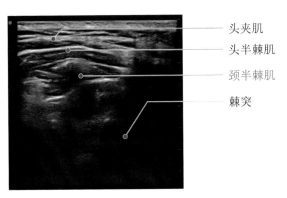

头夹肌

头半棘肌

颈半棘肌

棘突

图 2-18 颈半棘肌超声影像

7. 头夹肌（splenius capitis）（图 2-19~21）

起点：第 4~7 颈椎棘突和第 1~3 胸椎。

止点：颞骨乳突和枕骨上项线。

神经支配：第 2~5 颈神经后支。

作用：一侧收缩使头转向同侧，双侧收缩使头颈后仰。

探头位置：颈后第 5 颈椎（C5）椎体旁偏外侧。

注射方法：25~50U，分 1~2 个点注射。

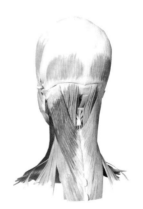

图 2-19 头夹肌

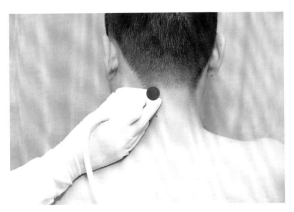

图 2-20 头夹肌探头定位

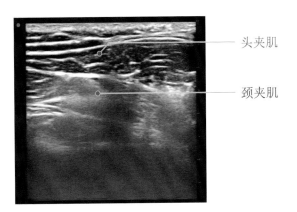

头夹肌

颈夹肌

图 2-21 头夹肌超声影像

8. 颈夹肌（splenius cervicis）（图 2-22~24）

起点：第 3~6 胸椎棘突。

止点：第 1~3 颈椎横突后结节。

神经支配：第 2~5 颈神经后支。

作用：一侧收缩使头转向同侧，双侧收缩使头颈后仰。

探头位置：颈后 C5 椎体旁偏外侧。

注射方法：25~50U，分 1~2 个点注射。

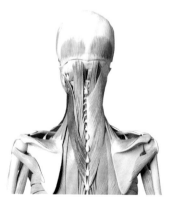

图 2-22 颈夹肌

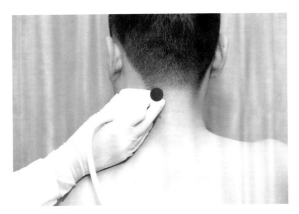

图 2-23 颈夹肌探头定位

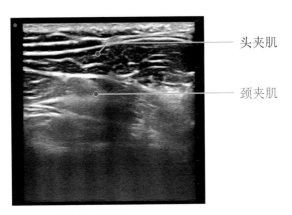

头夹肌

颈夹肌

图 2-24 颈夹肌超声影像

（二）上肢

肩关节内收和内旋肌群

9. 胸大肌（pertoralis major）（图 2-25~27）

起点：锁骨的内侧半，胸骨和第 1~6 肋软骨及腹直肌鞘前层。

止点：肱骨大结节嵴。

神经支配：由胸外侧神经支配。

作用：使肩关节内收、旋内和屈曲。

探头位置：胸廓偏外侧，锁骨中线与腋前线之间。

注射方法：50~200U，分 2~6 个点注射。

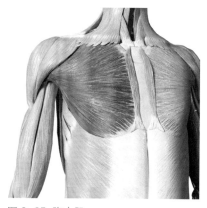

图 2-25 胸大肌

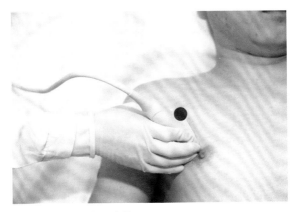

图 2-26 胸大肌探头定位

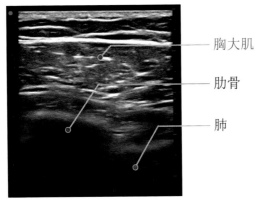

胸大肌

肋骨

肺

图 2-27 胸大肌超声影像

10. 背阔肌（latissimus dorsi）（图 2-28~30）

起点：下部胸椎和全部腰椎棘突、骶正中嵴和髂嵴后部等处。

止点：肱骨小结节嵴。

神经支配：有胸背神经支配。

作用：使肩关节内收、旋内和后伸。

探头位置：肩胛下角下方。

注射方法：50~200U，分 2~6 个点注射。

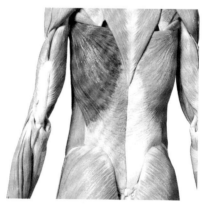

图 2-28 背阔肌

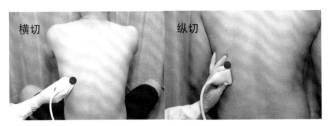

图 2-29 背阔肌探头定位

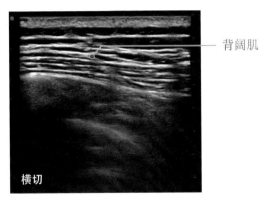

背阔肌

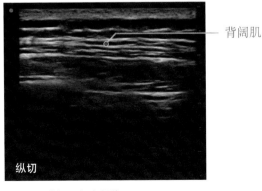

背阔肌

图 2-30 背阔肌超声影像

11. 大圆肌（teres major）（图 2-31~33）

起点：肩胛骨下角的背面。

止点：肱骨小结节嵴。

神经支配：由肩胛下神经支配。

作用：使肩关节内收、旋内和后伸。

探头位置：腋后线与肩胛骨外侧缘之间。

注射方法：25~100U，分 1~2 个点注射。

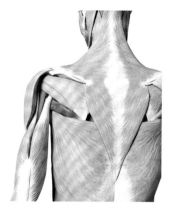

图 2-31 大圆肌

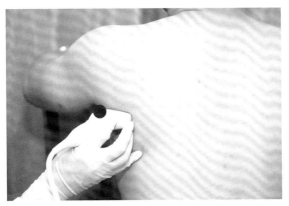

图 2-32 大圆肌探头定位

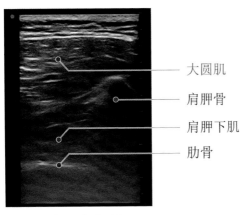

大圆肌

肩胛骨

肩胛下肌

肋骨

图 2-33 大圆肌超声影像

12. 肩胛下肌（subscapularis）（图 2-34~36）

起点：肩胛下窝。

止点：肱骨小结节。

神经支配：由肩胛下神经支配。

作用：使肩关节旋内和内收。

探头位置：坐位或健侧卧位，肩关节前屈，探头置于肩胛骨外侧缘和腋后壁之间。

注射方法：50~100U，分 2~3 个点注射。

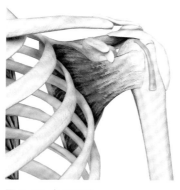

图 2-34 肩胛下肌

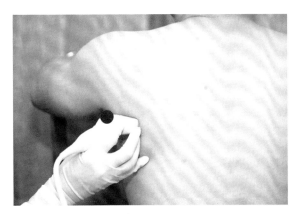

图 2-35 肩胛下肌探头定位

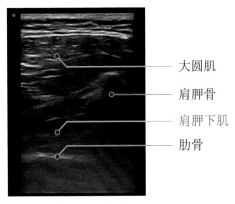

大圆肌
肩胛骨
肩胛下肌
肋骨

图 2-36 肩胛下肌超声影像

注：肩胛下肌在肩胛骨和肋骨之间，大圆肌、小圆肌深层。
沿肩胛骨向上及后侧进针，避免损伤胸膜。

屈肘肌群

13. 肱二头肌（biceps brachii）（图 2-37~39）

起点：长头起自肩胛骨的盂上结节；短头起自肩胛骨的喙突。

止点：桡骨粗隆。

神经支配：由肌皮神经支配。

作用：屈曲肘关节；协助屈曲肩关节；当前臂屈曲并处于旋前位时，为前臂有力的旋后肌。

探头位置：上臂掌侧中下约 1/3 处。

注射方法：75~200U, 分 2~4 个点注射。

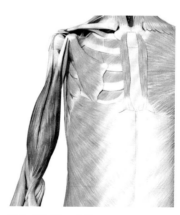

图 2-37 肱二头肌

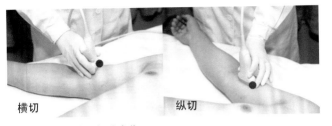

横切　　　纵切

图 2-38 肱二头肌探头定位

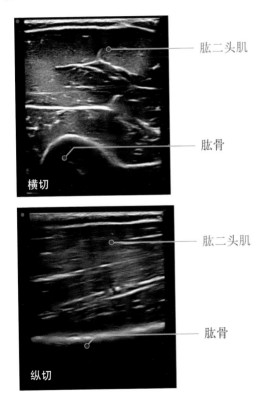

——肱二头肌

——肱骨

横切

——肱二头肌

——肱骨

纵切

图 2-39 肱二头肌超声影像

14. 肱肌（brachialis）（图 2-40~42）

起点：肱骨下半部分的前面。

止点：尺骨粗隆。

神经支配：由肌皮神经支配。

作用：屈曲肘关节。

探头位置：上臂掌侧远端约 1/4 处。

注射方法：40~150U，分 1~2 个点注射。

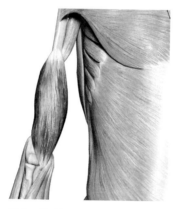

肱二头肌、肱肌
探查视频

图 2-40 肱肌

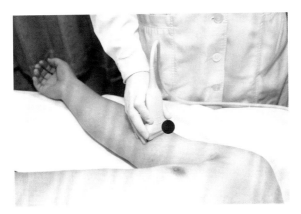

图 2-41 肱肌探头定位

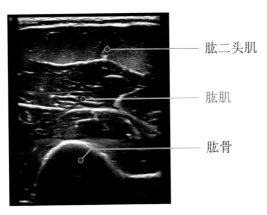

图 2-42 肱肌超声影像

注：肱二头肌肌腱外侧进针，肱二头肌深层肌肉，避免损伤肱动脉及正中神经。

15. 肱桡肌（brachioradialis）（图 2-43~45）

起点：肱骨下端前外侧面。

止点：桡骨茎突。

神经支配：由桡神经支配。

作用：前臂中立位时，屈曲肘关节。

探头位置：前臂掌侧近端偏桡侧。

注射方法：25~100U，分 1~4 个点注射。

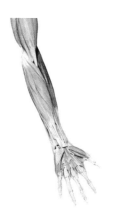

图 2-43 肱桡肌

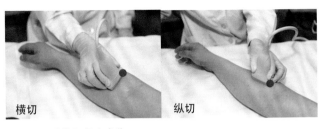

图 2-44 肱桡肌探头定位

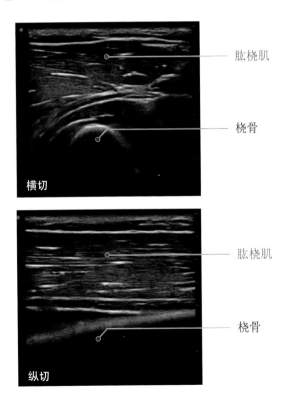

肱桡肌

桡骨

肱桡肌

桡骨

图 2-45 肱桡肌超声影像

前臂旋前肌群

16. 旋前圆肌（pronator teres）（图 2-46~48）

起点：肱骨内上髁及尺骨粗隆内侧缘。

止点：桡骨中部外侧面。

神经支配：由正中神经支配。

作用：使前臂旋前，并能屈曲肘关节。

探头位置：前臂掌侧近端偏尺侧。

注射方法：25~75U，分 1~2 个点注射。

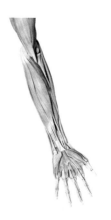

图 2-46 旋前圆肌

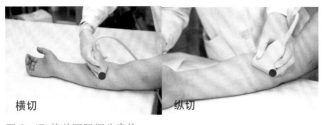

横切　　　　　　　纵切

图 2-47　旋前圆肌探头定位

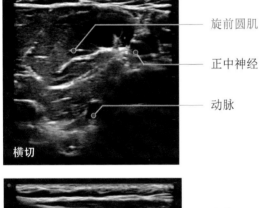

横切

旋前圆肌

正中神经

动脉

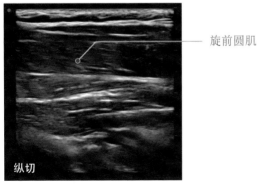

纵切

旋前圆肌

图 2-48　旋前圆肌超声影像

17. 旋前方肌（pronator quadratus）

（图 2-49~51）

起点：尺骨。

止点：桡骨。

神经支配：由正中神经支配。

作用：使前臂旋前。

探头位置：前臂掌侧，距腕横纹大约 4~5cm 处。

注射方法：10~50U，分 1~2 个点注射。

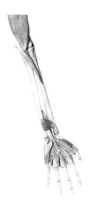

图 2-49 旋前方肌

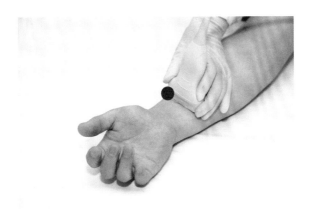

图 2-50 旋前方肌探头定位

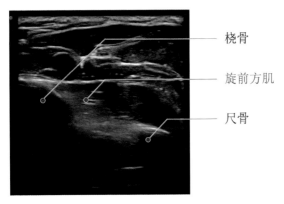

桡骨

旋前方肌

尺骨

图 2-51 旋前方肌超声影像

注：进针时避免损伤桡神经、正中神经及尺神经。

腕关节屈曲肌群

18. 桡侧腕屈肌（flexor carpi radialis）

（图 2-52~54）

起点：肱骨内上髁。

止点：第 2 掌骨底。

神经支配：由正中神经支配。

作用：屈曲肘关节和腕关节，同时使后者向桡侧偏。

探头位置：前臂掌侧中上 1/3,略偏尺侧。

注射方法：25~100U，分 1~4 个点注射。

腕关节屈曲肌群
探查视频

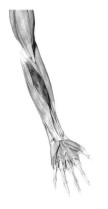

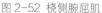

图 2-52 桡侧腕屈肌

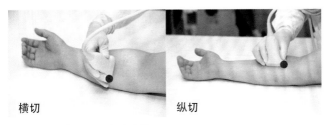

横切　　　　　　　　　　　纵切

图 2-53 桡侧腕屈肌探头定位

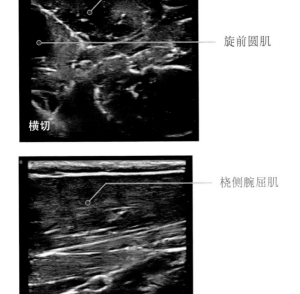

—— 桡侧腕屈肌

—— 旋前圆肌

横切

—— 桡侧腕屈肌

纵切

图 2-54 桡侧腕屈肌超声影像

19. 尺侧腕屈肌（flexor carpi ulnaris）

（图 2-55~57）

起点：肱骨内上髁。

止点：豆状骨。

神经支配：由尺神经支配。

作用：屈曲腕关节，同时使腕关节尺侧偏。

探头位置：前臂尺侧肌肉最突出的部位。

注射方法：20~100U，分 1~2 个点注射。

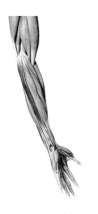

图 2-55 尺侧腕屈肌

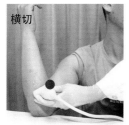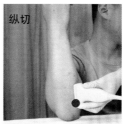

图 2-56 尺侧腕屈肌探头定位

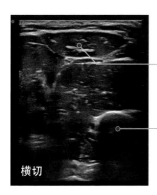

尺侧腕屈肌

尺骨

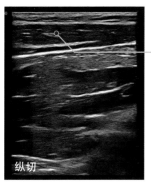

尺侧腕屈肌

图 2-57 尺侧腕屈肌超声影像

手指屈曲肌群

20. 指浅屈肌（flexor digitorum superficialis）

（图 2-58~60）

起点：肱骨内上髁、尺骨和桡骨及骨间膜的前面。

止点：第 2 ~ 5 指的中节指骨体的两侧。

神经支配：由正中神经支配。

作用：屈曲第 2 ~ 5 指的近侧指骨间关节，也能屈曲掌指关节和腕关节。

探头位置：前臂掌侧上 1/3 处，略偏尺侧。

注射方法：20~50U，分 1~2 个点注射。

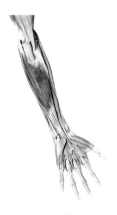

图 2-58 指浅屈肌

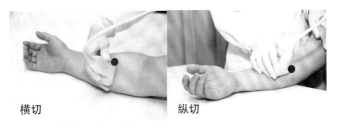

横切　　　　　纵切

图 2-59 指浅屈肌探头定位

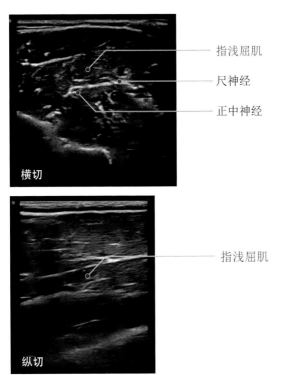

—— 指浅屈肌

—— 尺神经

—— 正中神经

横切

—— 指浅屈肌

纵切

图 2-60 指浅屈肌超声影像

注：可选择性分别注射肱尺头（支配 3、4 指）及桡侧头（支配 2 和 5 指）或非选择性注射。

21. 指深屈肌（flexor digitorum profundus）
（图 2-61~63）

起点：尺骨及骨间膜前面。

止点：第 2~5 指的远节指骨底掌侧。

神经支配：桡侧半由正中神经支配，尺侧半由尺神经支配。

作用：屈曲第 2~5 指的远侧与近侧指骨间关节、掌指关节和腕关节。

探头位置：前臂内侧中上 1/3。

注射方法：20~50U，分 1~2 个点注射。

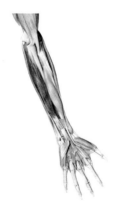

图 2-61 指深屈肌

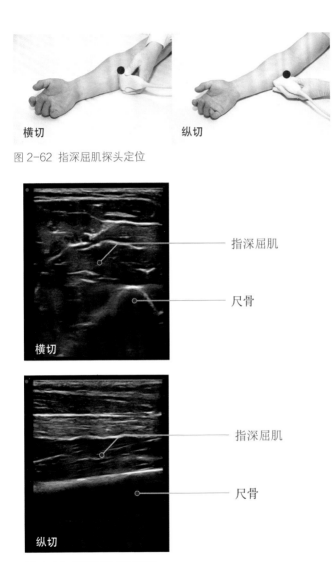

横切　　　　　　　　纵切

图 2-62 指深屈肌探头定位

指深屈肌

尺骨

横切

指深屈肌

尺骨

纵切

图 2-63 指深屈肌超声影像

22. 拇长屈肌（flexor pollicis longus）

（图 2-64~66）

起点：桡骨中部前面。

止点：拇指远节指骨底掌侧。

神经支配：由正中神经支配。

作用：屈曲拇指指骨间关节和掌指关节。

探头位置：前臂掌侧远端约 1/3 处，桡骨上方。

注射方法：10~50U，分 1~2 个点注射。

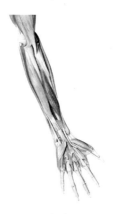

图 2-64 拇长屈肌

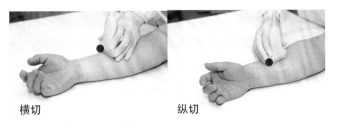

横切   纵切

图 2-65 拇长屈肌探头定位

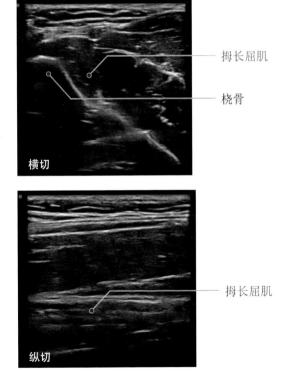

横切 —— 拇长屈肌

—— 桡骨

纵切 —— 拇长屈肌

图 2-66 拇长屈肌超声影像

手固有肌群

23. 拇短屈肌（flexor pollicis brevis）（图 2-67~69）

起点：大多角骨隆起和屈肌支持带，以及第一掌骨的尺侧。

止点：拇指近节指骨基底部。

神经支配：由正中神经支配。

作用：屈曲拇指近端指间关节使拇指屈曲。

探头位置：大鱼际，第一掌骨中 1/2 处。

注射方法：5~30U，1 个注射点。

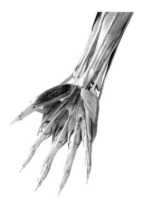

图 2-67 拇短屈肌

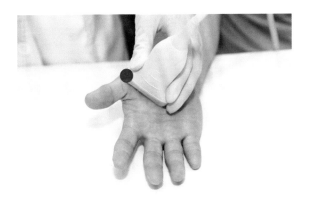

图 2-68 拇短屈肌探头定位

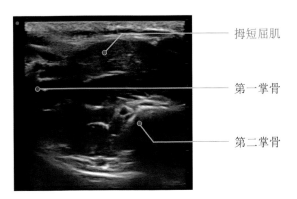

图 2-69 拇短屈肌超声影像

拇短屈肌

第一掌骨

第二掌骨

24. 拇收肌（adductor pollicis）（图 2-70~72）

起点： 拇指近节指骨根部尺侧。

止点： 横头止于第三掌骨掌侧面；斜头止于第二、三掌骨根部和头状骨。

神经支配：由正中神经支配。

作用： 使拇指内收。

探头位置：掌侧第二、三掌骨中 1/2 处。

注射方法：5~30U，1 个注射点。

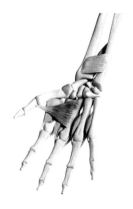

图 2-70 拇收肌

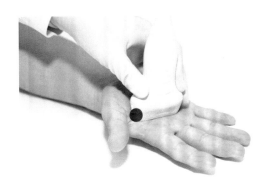

图 2-71 拇收肌探头定位

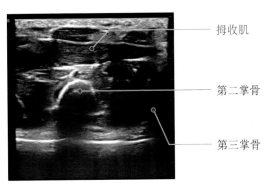

图 2-72 拇收肌超声影像

拇收肌

第二掌骨

第三掌骨

25. 蚓状肌（lumbricales）（图 2-73~75）

起点：指深屈肌腱的桡侧。

止点：指背腱膜。

神经支配：第 1、2 蚓状肌由正中神经支配，第 3、4 蚓状肌由尺神经支配。

作用：屈曲第 2 ~ 5 指的掌指关节和伸展指骨间关节。

探头位置：手掌掌骨中点处。

注射方法：5~10U/ 块肌肉，1 个注射点 / 块肌肉。

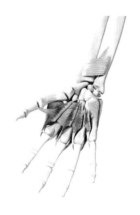

图 2-73 蚓状肌

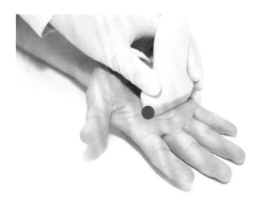

图 2-74 蚓状肌探头定位

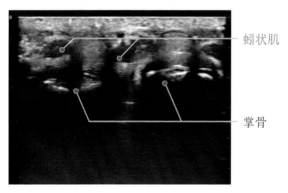

图 2-75 蚓状肌超声影像

蚓状肌

掌骨

26. 骨间肌（palmar and dorsal interossei）

（图 2-76~78）

起点：第二第四和第五掌骨的侧面（掌侧骨间肌）和掌骨的相邻两侧（背侧骨间肌）。

止点：指背腱膜和近端第 2，第 4 和第 5 指骨的基底部。

神经支配：尺神经。

作用：内收、外展掌骨和弯曲掌指关节，同时延伸近侧和远侧指间关节。

探头位置：手掌背侧掌骨中远端。

注射方法：5-10U/ 块肌肉，1 个注射点 / 块肌肉。

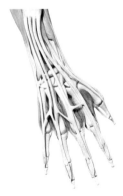

图 2-76 骨间肌

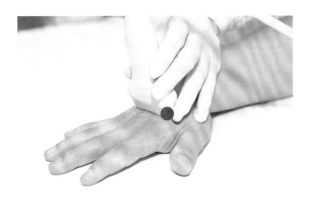

图 2-77 骨间肌探头定位

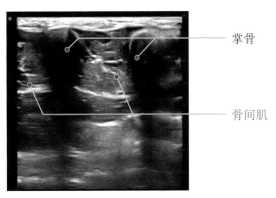

掌骨

骨间肌

图 2-78 骨间肌超声影像

肘关节伸展肌群

27. 肱三头肌（triceps brachii）（图 2-79~81）

起点：肩胛骨和肱骨。

止点：尺骨鹰嘴。

神经支配：由桡神经支配。

作用：伸展肘关节。

探头位置：上臂背侧中段。

注射方法：70~100U，分 3~4 个点注射。

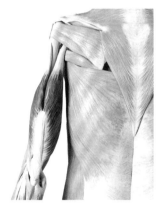

图 2-79 肱三头肌

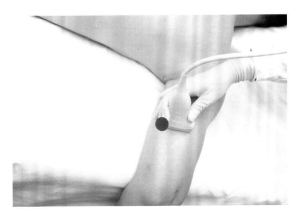

图 2-80 肱三头肌探头定位

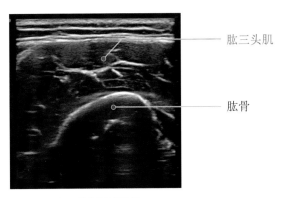

图 2-81 肱三头肌超声影像

肱三头肌

肱骨

腕关节伸展肌群

28. 桡侧腕伸肌（extensor carpi radialis）
（图 2-82~84）

由桡侧腕长伸肌和桡侧腕短伸肌组成。

起点：肱骨外上髁。

止点：第 2、3 掌骨底背侧。

神经支配：由桡神经支配。

作用：背伸腕关节的同时使其桡侧偏，亦能伸肘关节。

探头位置：前臂旋前位，前臂外侧中上 1/3 处。

注射方法：20~100U，分 1~2 个点注射。

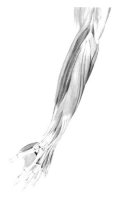

图 2-82 桡侧腕伸肌

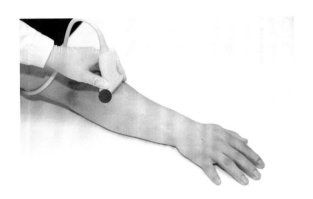

图 2-83 桡侧腕伸肌探头定位

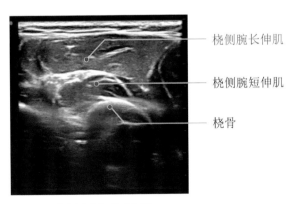

桡侧腕长伸肌

桡侧腕短伸肌

桡骨

图 2-84 桡侧腕伸肌超声影像

29. 尺侧腕伸肌（extensor carpi ulnaris）

（图 2-85~87）

起点：肱骨外上髁。

止点：第 5 掌骨底背侧。

神经支配：由桡神经支配。

作用：背伸腕关节的同时尺侧偏。

探头位置：前臂背外侧中上 1/3 处。

注射方法：20~100U，分 1~2 个点注射。

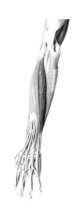

图 2-85 尺侧腕伸肌

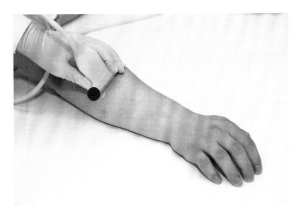

图 2-86 尺侧腕伸肌探头定位

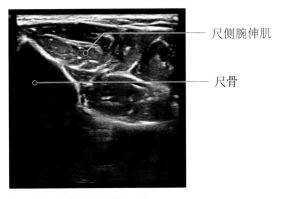

尺侧腕伸肌

尺骨

图 2-87 尺侧腕伸肌超声影像

伸指肌群

30. 指伸肌（extensor digitorum）（图 2-88~90）

起点：肱骨外上髁。

止点：第 2 ~ 5 指中节和远节指骨背侧。

神经支配：由桡神经支配。

作用：背伸腕关节和指间关节。

探头位置：前臂背外侧中上 1/3 处。

注射方法：20~50U，分 1~2 个点注射。

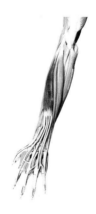

图 2-88 指伸肌

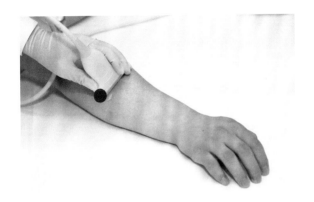

图 2-89 指伸肌探头定位

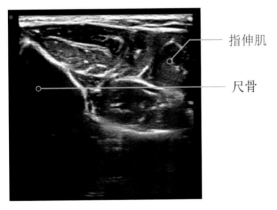

指伸肌

尺骨

图 2-90 指伸肌超声影像

31. 示指伸肌（extensor indicis）（图 2-91~93）

起点：尺骨背侧远端及骨间膜。

止点：示指的指背腱膜。

神经支配：骨间背神经支配。

作用：伸示指。

探头位置：前臂背侧远端 1/3 处。

注射方法：10~50U，1 个注射点。

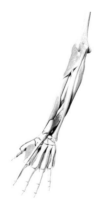

图 2-91 示指伸肌

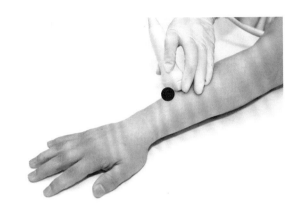

图 2-92 示指伸肌探头定位

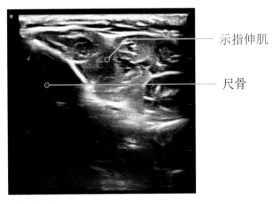

图 2-93 示指伸肌超声影像

示指伸肌

尺骨

（三）下肢

屈髋肌群

32. 髂腰肌 (iliopsoas)（图 2-94~96）

起点：腰大肌起于第 12 胸椎～第 5 腰椎横突和椎体，髂肌起于髂窝底部。

止点：股骨小转子。

神经支配：由腰丛分支支配。

作用：髋关节前屈和旋外，下肢固定时，使躯干和骨盆前屈。

探头位置：腰大肌：俯卧位，探头置于第 4 腰椎（L4）棘突侧方；髂肌：腹股沟下方外 1/3 处。

注射方法：75~150U，分 1~2 个点注射。

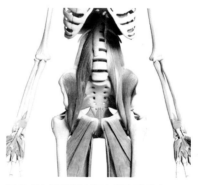

图 2-94 髂腰肌（腰大肌和髂肌）

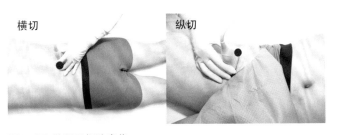

图 2-95 髂腰肌探头定位

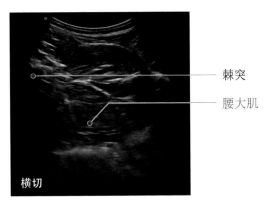

棘突

腰大肌

横切

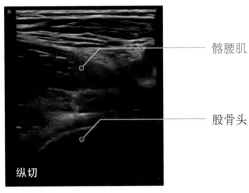

髂腰肌

股骨头

纵切

图 2-96 髂腰肌超声影像

髋关节内收肌群

33. 大收肌 (adductor magnus)（图 2-97~99）

起点：耻骨支及坐骨支前面。

止点：股骨粗线内外唇的全长及股骨内侧髁。

神经支配：由闭孔神经支配。

作用：内收、微屈髋关节。

探头位置：大腿内侧上 1/4。

注射方法： 100~200U，分 1~2 个点注射。

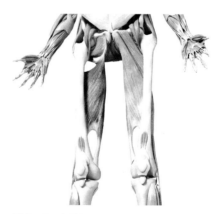

图 2-97 大收肌

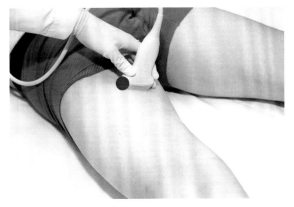

图 2-98 大收肌探头定位

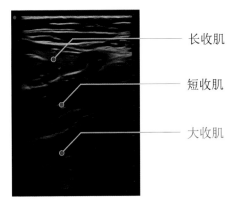

长收肌

短收肌

大收肌

图 2-99 大收肌超声影像

34. 长收肌 (adductor longus)（图 2-100~102）

起点：耻骨支前面耻骨结节下方。

止点：股骨粗线中段内侧。

神经支配：由闭孔神经支配。

作用：内收、内旋、微屈髋关节。

探头位置：同大收肌。

注射方法：50~150U，分 1~2 个点注射。

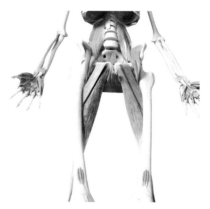

图 2-100 长收肌

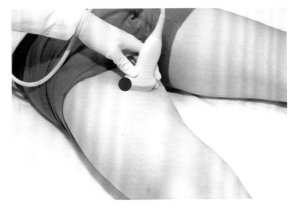

图 2-101 长收肌探头定位

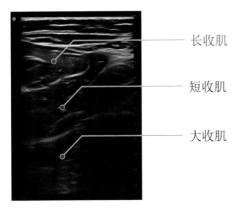

长收肌

短收肌

大收肌

图 2-102 长收肌超声影像

35. 短收肌 (adductor brevis) (图 2-103~105)

起点：耻骨支。

止点：股骨粗线上段内侧。

神经支配：由闭孔神经支配。

作用：内收、微屈髋关节。

探头位置：同大收肌。

注射方法：50~100U，分 1~2 个点注射。

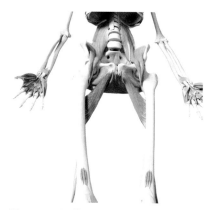

图 2-103 短收肌

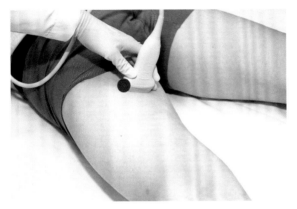

图 2-104 短收肌探头定位

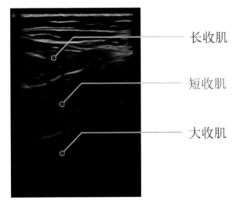

长收肌

短收肌

大收肌

图 2-105 短收肌超声影像

36. 股薄肌 (gracilis)（图 2-106~108）

起点：耻骨下支。

止点：胫骨粗隆内侧。

神经支配：由闭孔神经支配。

作用：内收、外旋髋关节。

探头位置：髋关节外展外旋，大腿内侧上 1/3 处。

注射方法：80~120U，分 2~3 个点注射。

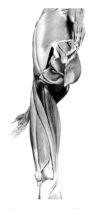

图 2-106 股薄肌

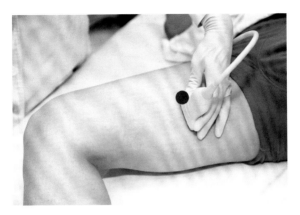

图 2-107 股薄肌探头定位

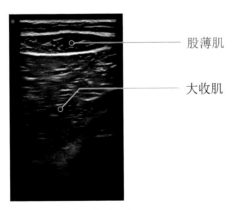

股薄肌

大收肌

图 2-108 股薄肌超声影像

髋关节外展肌群

37. 梨状肌 (piriformis)（图 2-109~111）

起点：盆内骶骨前面。

止点：股骨大转子尖端。

神经支配：由骶丛分支支配。

作用：外展、外旋髋关节。

探头位置：俯卧位，髂后上棘与股骨大转子连线中上 1/3 处。肥胖者使用低频凸阵探头。

注射方法：100U，分 1~2 个点注射。

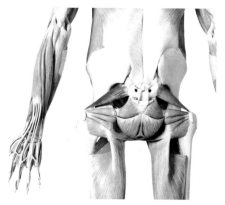

图 2-109 梨状肌

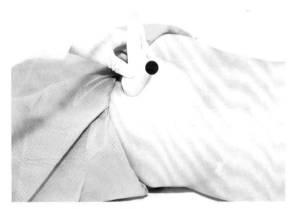

图 2-110 梨状肌探头定位

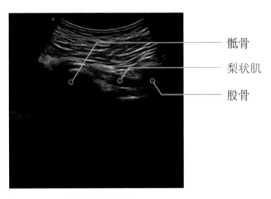

骶骨

梨状肌

股骨

图 2-111 梨状肌超声影像

屈膝肌群

38. 股二头肌 (biceps femoris) （图 2-112~114）

起点: 长头起自坐骨结节, 短头起自股骨粗线。

止点: 腓骨小头。

神经支配: 由坐骨神经支配。

作用: 屈曲膝关节、伸髋关节。

探头位置: 坐骨结节与腓骨小头连线远端 1/3 处。

注射方法: 100U，分 1~2 个点注射。

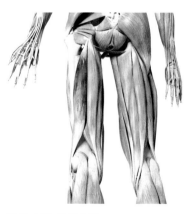

图 2-112 股二头肌

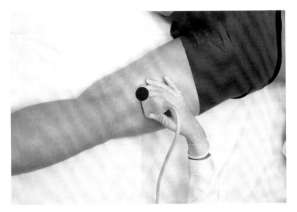

图 2-113 股二头肌探头定位

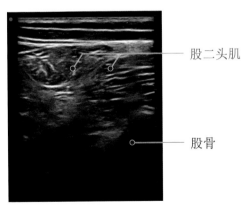

图 2-114 股二头肌超声影像

39. 半腱半膜肌 (semitendinosus-semimembranosus) （图 2-115~117）

起点：起自坐骨结节。

止点：半腱肌止于胫骨粗隆内下方，止于胫骨内侧髁下缘。

神经支配：由坐骨神经支配。

作用：屈曲膝关节、伸髋关节。

探头位置：坐骨结节与胫骨内上髁连线远端 1/3 处，外侧为半腱肌，内侧为半膜肌。

注射方法： 100U/ 块肌肉，分 1~2 个点 / 块肌肉。

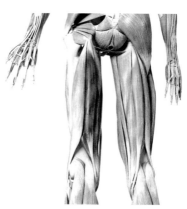

图 2-115 半腱半膜肌

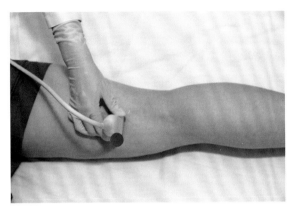

图 2-116 半腱半膜肌探头定位

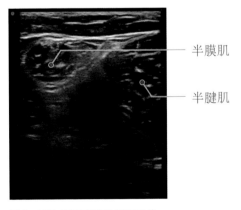

半膜肌

半腱肌

图 2-117 半腱半膜肌超声影像

膝关节伸展肌群

股四头肌 (quadriceps femoris) 是全身最大的肌，有 4 个头，即股直肌、股内侧肌、股外侧肌和股中间肌。

40. 股直肌（rectus femoris）和股中间肌 (intermedius vastus)（图 2-118~120）

起点：髂前下棘和髋臼上缘。

止点：胫骨结节。

神经支配：由股神经支配。

作用：伸膝关节、屈曲髋关节。

探头位置：髂前上棘与髌骨连线中点。

注射方法： 100~150U/ 块肌肉，分 2~4 个点 / 块肌肉。

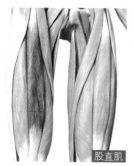
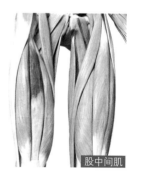

图 2-118 股直肌和股中间肌

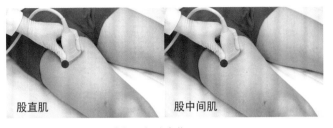

图 2-119 股直肌和股中间肌探头定位

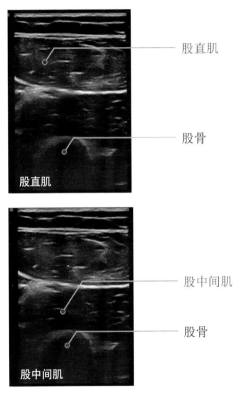

图 2-120 股直肌和股中间肌超声影像

41. 股内侧肌（medial vastus）和股外侧肌
(lateralis vastus)（图 2-121~123)

起点：分别起自股骨粗线内侧唇，外侧唇及股骨体前面。

止点：胫骨结节。

神经支配：由股神经支配。

作用：伸膝关节。

探头位置：大腿前部中下 1/3 处，股内侧肌在股直肌偏内侧，股外侧肌在股直肌偏外侧。

注射方法：100~150U/ 块肌肉，分 1~2 个点 / 块肌肉。

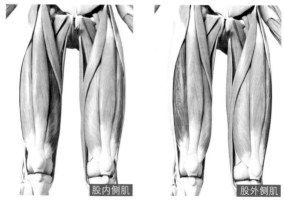

图 2-121 股内侧肌和股外侧肌

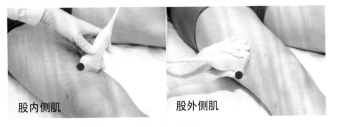

图 2-122 股内侧肌和股外侧肌探头定位

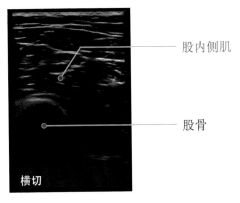

图 2-123 股内侧肌和股外侧肌超声影像

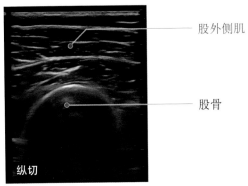

踝跖屈内翻肌群

42. 腓肠肌 (gastrocnemius)（图 2-124~126）

起点：内侧头：股骨内上髁；外侧头：股骨外上髁。

止点：跟骨结节。

神经支配：由胫神经支配。

作用：踝跖屈和膝屈曲。

探头位置：小腿背面中上部，内外侧头分别于内侧和外侧。

注射方法：100~200U，分 2~4 个点注射。

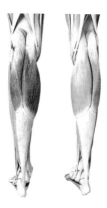

图 2-124 腓肠肌

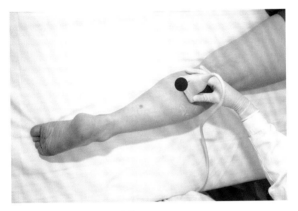

图 2-125 腓肠肌探头定位

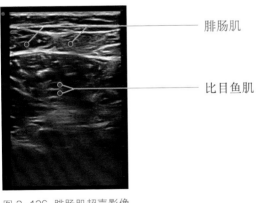

腓肠肌

比目鱼肌

图 2-126 腓肠肌超声影像

43. 比目鱼肌 (soleus)（图 2-127~129)

起点：腓骨和胫骨后上部。

止点：跟骨结节。

神经支配：由胫神经支配。

作用：踝跖屈。

探头位置：小腿背面中上部。

注射方法：100U，分 2~4 个点注射。

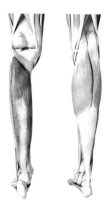

图 2-127 比目鱼肌

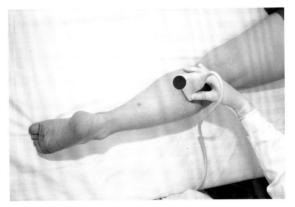

图 2-128 比目鱼肌探头定位

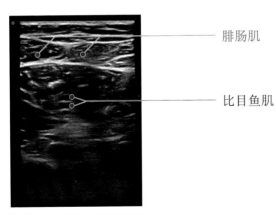

腓肠肌

比目鱼肌

图 2-129 比目鱼肌超声影像

44. 胫骨后肌 (tibialis posterior) （图 2-130~132)

起点：胫、腓骨及骨间膜后面。

止点：舟骨粗隆和第 1~3 跖骨足底面。

神经支配：由胫神经支配。

作用：使踝关节跖屈并内翻。

探头位置：胫骨后面中部或小腿内侧面中部。

注射方法：50~100U，分 1~2 个点注射。

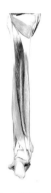

图 2-130 胫骨后肌

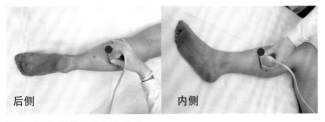

图 2-131 胫骨后肌探头定位

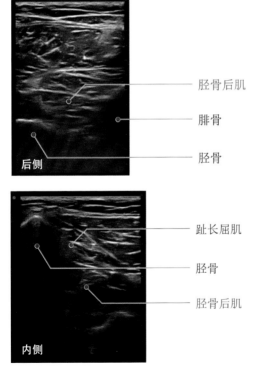

图 2-132 胫骨后肌超声影像

踝背屈肌群

45. 胫骨前肌 (tibialis anterior)（图 2-133~135）

起点：胫骨上部外侧面。

止点：内侧楔骨及第 1 跖骨足底面。

神经支配：由腓深神经支配。

作用：足背伸、内翻。

探头位置：小腿前面上 1/3 处，胫骨外侧。

注射方法：75~120U，分 1~2 个点注射。

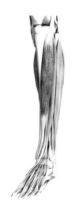

图 2-133 胫骨前肌

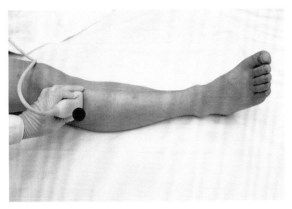

图 2-134 胫骨前肌探头定位

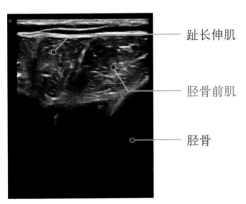

趾长伸肌

胫骨前肌

胫骨

图 2-135 胫骨前肌超声影像

屈趾肌群

46. 趾长屈肌 (flexor digitorum longus)

（图 2-136~138)

起点：胫骨后面，比目鱼肌起点下方。

止点：第 2~5 远节趾骨底。

神经支配：由胫神经支配。

作用：屈曲第 2~5 跖趾关节和近端、远端趾间关节。

探头位置：小腿内侧中远 1/3 处，胫骨内侧。

注射方法：50U，1 个注射点。

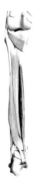

图 2-136 趾长屈肌

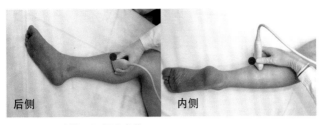

图 2-137 趾长屈肌探头定位

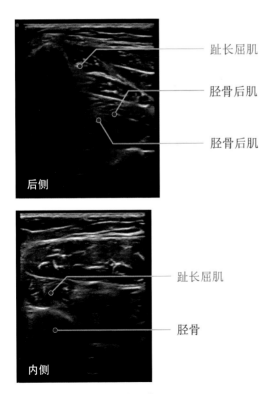

后侧 —— 趾长屈肌

—— 胫骨后肌

—— 胫骨后肌

内侧 —— 趾长屈肌

—— 胫骨

图 2-138 趾长屈肌超声影像

47. 趾短屈肌 (flexor digitorum brevis)

（图 2-139~141）

起点：跟骨。

止点：第 2~5 趾的中节趾骨底。

神经支配：由足底内侧神经支配。

作用：屈曲第 2~5 跖趾关节和近端趾间关节。

探头位置：足掌心。

注射方法：10~20U，1 个注射点。

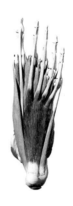

图 2-139 趾短屈肌

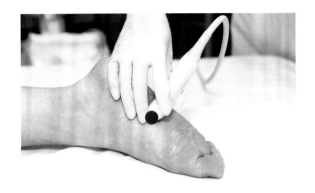

图 2-140 趾短屈肌探头定位

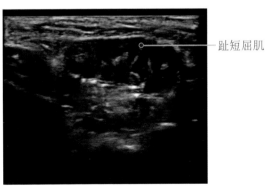

—— 趾短屈肌

图 2-141 趾短屈肌超声影像

48. 足拇长屈肌 (flexor hallucis longus)

（图 2-142~144)

起点：腓骨后面下部。

止点：止于足拇趾远节趾骨底。

神经支配：由胫神经支配。

作用：屈曲足拇趾跖趾关节和趾间关节。

探头位置：小腿后面中下 1/3 偏腓侧。

注射方法：50U，1 个注射点。

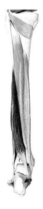

图 2-142 足拇长屈肌

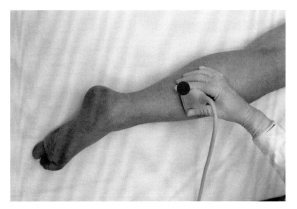

图 2-143 足拇长屈肌探头定位

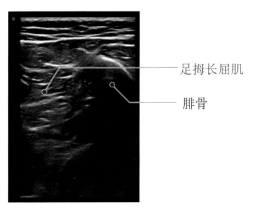

足拇长屈肌

腓骨

图 2-144 足拇长屈肌超声影像

49. 足拇短屈肌 (flexor hallucis brevis)

（图 2-145~147）

起点：内侧楔骨跖面。

止点：足拇趾近节趾骨底。

神经支配：由足底内侧神经支配。

作用：屈曲足拇趾。

探头位置：第一跖骨中部。

注射方法：10~20U，1 个注射点。

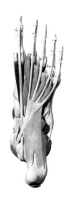

图 2-145 足拇短屈肌

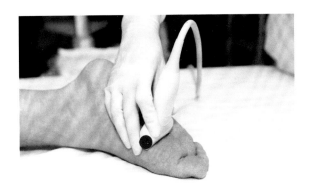

图 2-146 足拇短屈肌探头定位

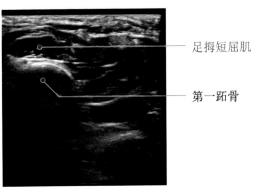

足拇短屈肌

第一跖骨

图 2-147 足拇短屈肌超声影像

伸趾肌群

50. 趾长伸肌 (extensor hallucis longus)

（图 2-148~150)

起点：胫骨前面及骨间膜后面。

止点：第 2~5 趾的中、远节趾骨底。

神经支配：由腓深神经支配。

作用：足和趾背伸。

探头位置：小腿中上 1/3 处，胫骨外侧。

注射方法：50~60U，分 1~2 个点注射。

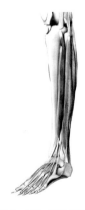

图 2-148 足趾长伸肌

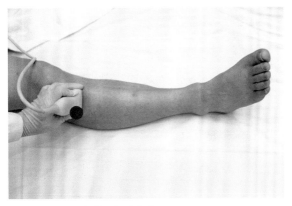

图 2-149 足趾长伸肌探头定位

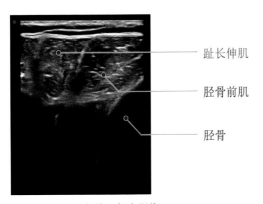

趾长伸肌

胫骨前肌

胫骨

图 2-150 足趾长伸肌超声影像

51. 足拇长伸肌 (extensor hallucis longus)
(图 2-151~153)

起点：腓骨内侧面下 2/3 和骨间膜。

止点：拇（足）趾远节趾骨底。

神经支配：由腓深神经支配。

作用：背伸足拇趾。

探头位置：小腿中下 1/3 处，胫骨外侧。

注射方法：50~60U，分 1~2 个点注射。

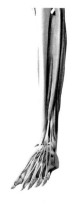

图 2-151 足拇长伸肌

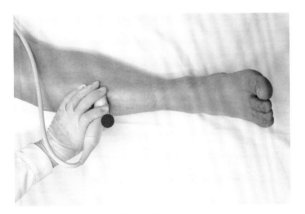

图 2-152 足拇长伸肌探头定位

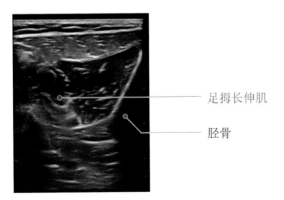

足拇长伸肌

胫骨

图 2-153 足拇长伸肌超声影像

三 常见肌张力障碍及痉挛模式

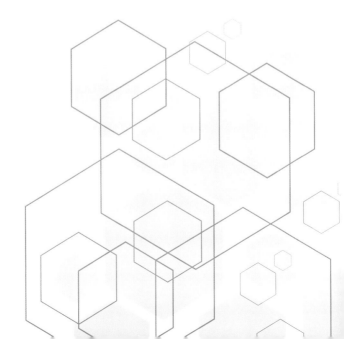

（一）头颈部（见表 3-1）

表 3-1 颈部常见肌张力障碍及处理

痉挛模式	可能累及肌肉	A 型肉毒毒素（U）	注射位点数
头颈扭转型	头夹肌	75（50~150）	2~4
	颈夹肌	30（20~60）	2
	头半棘肌	75（50~150）	1~4
	下斜角肌长头	30	1
	肩胛提肌	50（25~100）	1~3
	头最长肌	75（50~150）	1~4
	头后大小直肌	12.5（10~15）	1
	胸锁乳突肌 – 对侧	50（15~75）	1~4
	斜方肌 – 对侧	75（50~150）	2~4
头颈后倾型	头夹肌 – 双侧	75（50~100）/ 侧	2~4
	斜方肌 – 双侧	75（50~100）/ 侧	2~4
	头半棘肌 – 双侧	75（50~100）/ 侧	1~4
	最长肌 – 双侧	75（50~100）/ 侧	1~4
颈侧倾型	头夹肌	75（50~100）	2~4
	头半棘肌	75（50~150）	1~4
	胸锁乳突肌	50（15~75）	1~2
	斜角肌群	35（15~50）	1~3
	肩胛提肌	50（25~100）	1~3
	斜方肌	75（50~150）	2~4
	最长肌	75（50~100）/ 侧	1~4
	头上下斜肌	12.5（10~15）	1
	头后大直肌	12.5（10~15）	1

（续表）

痉挛模式	可能累及肌肉	A 型肉毒毒素（U）	注射位点数
颈前倾型	胸锁乳突肌 - 双侧	50（15~75）/ 侧	1~2
	斜角肌 - 双侧	35（15~50）/ 侧	1~2
	头前直肌	12.5（10~15）	1

（二）上肢（见表 3-2）

表 3-2 上肢常见肌张力障碍及处理

痉挛模式	可能累及肌肉	A 型肉毒毒素（U）	注射位点数
肩关节内收内旋	胸大肌	100（50~200）	2~6
	背阔肌	100（50~200）	2~6
	大圆肌	50（25~100）	1~4
	肩胛下肌	75（50~100）	1~2
肘关节屈曲	肱二头肌	80（75~200）	2~4
	肱肌	50（40~150）	1~2
	肱桡肌	60（20~100）	1~4
肘关节伸展肌群	肱三头肌	100（50~200）	2~6
前臂旋前肌群	旋前圆肌	50（25~75）	1~2
	旋前方肌	25（10~50）	1~2
腕关节屈曲肌群	桡侧腕屈肌	50（25~100）	1~2
	尺侧腕屈肌	40（20~100）	1~2
	掌长肌	40（20~100）	1~2
腕关节伸展肌群	桡侧腕伸肌	40（20~100）	1~2
	尺侧腕伸肌	40（20~100）	1~2
手指屈曲肌群	指深屈肌	20（20~50）	1~2
	指浅屈肌	20（20~50）	1~2
手指伸展肌群	指伸肌	20（20~50）	1~2
	示指伸肌	20（10~50）	1
拇指屈曲肌群	拇长屈肌	20（10~50）	1~2
	拇短屈肌	10（5~30）	1
手固有肌群	拇收肌	10（5~30）	1
	拇对掌肌	10（5~30）	1
	蚓状肌	10（2.5/ 块肌肉）	1

（三）下肢（见表 3-3）

表 3-3 下肢常见肌张力障碍及处理

痉挛模式	可能累及肌肉	A 型肉毒毒素（U）	注射位点数
髋关节屈曲肌群	髂腰肌	100（50~200）	2~3
髋关节内收肌群	耻骨肌	200（75~300）	2~6
	大收肌		
	长收肌		
	短收肌		
	股薄肌		
髋关节外展肌群	梨状肌	100~200	1
	股二头肌	100（50~200）	2~4
膝关节屈曲肌群	半腱肌	100（50~200）	2~4
	半膜肌		
膝关节伸展肌群	股四头肌	100（50~300）	2~6
	腓肠肌	100（50~250）	2~4
踝跖屈内翻肌群	比目鱼肌	100（50~200）	1~3
	胫骨后肌	75（50~150）	1~3
踝背屈肌群	胫骨前肌	50（50~150）	1~3
踝内翻肌群	胫骨后肌	75（50~150）	1~3
	胫骨前肌	50（50~150）	1~3
足趾屈曲肌群	趾长屈肌	75（50~100）	1~3
	趾短屈肌	25（20~40）	1
足趾伸展肌群	趾长伸肌	40（40~70）	1~2
足拇趾屈曲肌群	足拇长屈肌	50（25~75）	1~2
	足拇短屈肌	25（20~40）	1
足拇趾伸展肌群	足拇长伸肌	50（20~100）	1~2

参考文献

1.(美)奥德松.肉毒毒素注射指南[M].李铁山,译.北京:北京大学医学出版社,2009.

2.窦祖林,欧海宁.痉挛肉毒毒素定位注射技术[M].北京:人民卫生出版社,2012.

3.万新华,胡兴越,靳令经.肉毒毒素注射手册[M].北京:人民卫生出版社,2013.

4.(德)比安基,(德)马丁诺利.肌肉骨骼系统超声医学[M].房勤茂,译.北京:人民军医出版社,2014.

5.中国医师协会超声医师分会.中国肌骨超声检查指南[M].北京:人民卫生出版社,2017.

6.(美)凯瑟琳,(美)马克,(美)芭芭拉,等.超导密码:超声引导下的化学去神经疗法[M].朱先理,许立龙,吴涛,译.沈阳:辽宁科学技术出版社,2017.

7.Murat Kara,Bayram Kaymak,Alper M.Ulasli,et al.Sonographic guide for botulinum toxin injections of the upper limb:EUROMUSCULUS/USPRM spasticity approach. European Journal of Physical and Rehabilitation Medicine,2018:54(3):469-485.

8.Bayram Kaymak,Murat Kara,Tatih Tok,et al.Sonographic guide for botulinum toxin injections of the lower limb:EUROMUSCULUS/USPRM spasticity approach.European Journal of Physical and Rehabilitation

Medicine,2018:54(3):486-498.

9.Bayram Kaymak, Murat Kara,Eda Gurcay,et al.Sonographic guide for botulinum toxin injections of the Neck Muscles in Cervical Dystonia.Phys Med Rehabil Clin N Am,2018(29):105-123.

图书在版编目（CIP）数据

超声引导下肌肉注射实用手册/芦海涛，崔利华主编.
-- 北京: 华夏出版社有限公司， 2021.3

ISBN 978-7-5222-0017-0

Ⅰ. ①超… Ⅱ. ①芦… ②崔… Ⅲ. ①肌肉－注
射－手册 Ⅳ. ①R452-62

中国版本图书馆 CIP 数据核字（2020）第 201545 号

超声引导下肌肉注射实用手册

主　　编	芦海涛　崔利华
责任编辑	梁学超　韦　科
责任印制	顾瑞清
出版发行	华夏出版社有限公司
经　　销	新华书店
印　　装	河北宝昌佳彩印刷有限公司
版　　次	2021 年 3 月北京第 1 版 2021 年 3 月北京第 1 次印刷
开　　本	787×1092　1/32 开
印　　张	4.25
字　　数	54 千字
定　　价	59.00 元

华夏出版社有限公司　地址：北京市东直门外香河园北里 4 号
邮编：100028
网址：www.hxph.com.cn
电话：（010）64663331（转）

若发现本版图书有印装质量问题，请与我社营销中心联系调换。